Punaises de lit

Comprendre, Prévenir et Éliminer

Par

Jeanne Le Dantec

Table des matières :

INTRODUCTION

Les punaises de lit ont infiltré nos maisons, nos hôtels, nos dortoirs et nos esprits. Ces minuscules parasites, qui se cachent dans les coins les plus sombres et les fissures les plus étroites, ont suscité une inquiétude grandissante en France. Les histoires d'infestations proliférantes et de nuits agitées à cause de leurs piqûres incessantes font désormais partie de notre réalité quotidienne.

Ce livre, "Punaises de lit : Comprendre, Prévenir et Éliminer," a été conçu pour répondre à vos questions et à vos inquiétudes concernant ces indésirables envahisseurs. Nous allons explorer en détail qui sont ces punaises de lit, comment elles opèrent, et pourquoi il est essentiel de les comprendre.

Chaque chapitre de ce guide a été élaboré pour vous aider à naviguer dans le monde des punaises de lit, en commençant par une description approfondie de ces parasites pour vous aider à les reconnaître. Nous allons discuter des dangers qu'elles représentent, tant pour votre santé que pour votre bien-être émotionnel, et vous montrer pourquoi il ne faut pas sous-estimer leur présence.

Vous apprendrez comment prévenir une infestation de punaises de lit, que ce soit chez vous ou lors de vos voyages. Nous explorerons également les techniques de détection et d'identification, afin que vous puissiez agir rapidement en cas de besoin.

Le cœur du livre est consacré aux méthodes de traitement et d'élimination, allant des approches doit-yourself aux services professionnels. Nous vous fournirons des conseils pratiques pour faire face à une infestation de manière efficace et en toute sécurité.

Même si nous voulons tous éradiquer ces intrus rapidement, nous aborderons également la réalité de vivre avec des punaises de lit et les étapes à suivre si l'infestation est sévère. La patience et la persévérance sont essentielles, et nous vous guiderons à travers ces moments difficiles.

Enfin, nous vous fournirons des ressources utiles et des conseils pratiques pour maintenir une maison sans punaises de lit à long terme. Vous apprendrez où trouver de l'aide professionnelle, ainsi qu'une liste de produits et de méthodes recommandées pour protéger votre espace.

Préparez-vous à démystifier le monde des punaises de lit et à reprendre le contrôle de votre environnement. Ensemble, nous explorerons les moyens de comprendre, de prévenir et d'éliminer ces envahisseurs indésirables. Il est temps de reprendre votre tranquillité d'esprit et de vivre sans la menace incessante de ces petites créatures.

Chapitre 1 : Les Punaises de Lit : Qui Sont-elles ?

Les punaises de lit (Cimex lectularius) sont de minuscules insectes qui se sont adaptés à la cohabitation avec les humains depuis des milliers d'années. Bien qu'elles ne représentent pas une menace directe pour notre santé, leur présence peut causer des désagréments considérables. Dans ce chapitre, nous plongerons profondément dans la vie des punaises de lit pour mieux les comprendre.

Description détaillée des punaises de lit :

Les punaises de lit sont de petits insectes aplatis, de forme ovale, qui mesurent généralement de 4 à 5 mm de longueur. Elles ont une couleur brunâtre, ce qui leur permet de se fondre facilement dans l'environnement. Leur corps est divisé en trois segments distincts : la tête, le thorax et l'abdomen. Elles ont six pattes, des antennes courtes et des pièces buccales pointues qu'elles utilisent pour percer la peau et se nourrir du sang de leurs hôtes.

Ces insectes sont principalement actifs la nuit, ce qui rend leur détection plus difficile. Ils sont attirés par la chaleur corporelle et le dioxyde de carbone que nous émettons en dormant, ce qui les pousse à se nourrir lorsque nous sommes immobiles. Après avoir pris leur repas de sang, les punaises de lit retournent se cacher dans leurs refuges, généralement à proximité de leur source de nourriture.

Cycle de vie et habitudes alimentaires :

Le cycle de vie des punaises de lit comprend plusieurs stades : œuf, nymphe, et adulte. Les œufs sont minuscules, translucides et difficiles à repérer à l'œil nu. Après l'éclosion, les nymphes ressemblent aux adultes, mais elles sont plus petites et de couleur plus claire. Elles passent par plusieurs mues avant d'atteindre la maturité.

Les punaises de lit sont des parasites hématophages, ce qui signifie qu'elles se nourrissent du sang de leurs hôtes pour survivre et se reproduire. Elles préfèrent le sang humain, mais elles sont également capables de se nourrir du sang d'autres mammifères, comme les animaux domestiques.

Comment reconnaître une infestation :

Reconnaître une infestation de punaises de lit peut être difficile car elles se cachent habilement dans les fissures, les coutures des matelas, les sommiers, les prises électriques et d'autres recoins sombres. Cependant, voici quelques signes révélateurs :

1. **Piqûres :** Les piqûres de punaises de lit sont souvent regroupées sur la peau et provoquent des démangeaisons. Elles ressemblent à de petites piqûres rouges, souvent alignées.
2. **Taches de sang et d'excréments :** Les punaises de lit peuvent laisser derrière elles des taches de sang sur les draps et les vêtements. Vous pouvez également repérer

de petites taches noires (excréments) sur les surfaces où elles se cachent.

3. **Mues d'insectes** : Les nymphes des punaises de lit muent plusieurs fois avant de devenir adultes. Vous pouvez trouver des restes de mues dans les zones où elles se cachent.

4. **Odeur caractéristique** : Les punaises de lit émettent parfois une odeur désagréable, souvent décrite comme une odeur sucrée ou de moisi. Cette odeur peut être plus forte dans les infestations graves.

Comprendre qui sont les punaises de lit et comment elles vivent est la première étape essentielle pour les gérer efficacement. Dans les chapitres suivants, nous explorerons les dangers qu'elles représentent et les moyens de les prévenir et de les éliminer.

Chapitre 2 : Les Dangers des Punaises de Lit

Les punaises de lit, malgré leur petite taille, peuvent engendrer une série de problèmes de santé, psychologiques et sociaux. Dans ce chapitre, nous examinerons en profondeur les dangers auxquels vous pouvez être exposé en cas d'infestation de punaises de lit, et pourquoi il est crucial de réagir dès les premiers signes.

Les risques pour la santé liés aux piqûres de punaises de lit :

Les piqûres de punaises de lit sont généralement inoffensives sur le plan médical, mais elles peuvent provoquer des démangeaisons sévères et des réactions cutanées. Les risques pour la santé incluent :

1. **Démangeaisons et irritations cutanées :** Les piqûres de punaises de lit provoquent souvent des démangeaisons intenses, qui peuvent entraîner des égratignures, des infections cutanées et des cicatrices.
2. **Réactions allergiques :** Certaines personnes peuvent développer des réactions allergiques aux piqûres de punaises de lit, se manifestant par des gonflements, des rougeurs et des éruptions cutanées généralisées.
3. **Infections secondaires :** En grattant les piqûres, on peut introduire des bactéries

dans les plaies, ce qui peut entraîner des infections cutanées.

Bien que les piqûres de punaises de lit ne soient généralement pas graves sur le plan médical, elles peuvent avoir un impact significatif sur la qualité de vie. Les nuits agitées, les démangeaisons constantes et les soucis liés aux piqûres peuvent entraîner une perte de sommeil et une détresse émotionnelle.

Les problèmes psychologiques et sociaux associés aux infestations :

L'impact des punaises de lit ne se limite pas aux problèmes de santé physique. Les infestations de punaises de lit peuvent avoir des conséquences psychologiques et sociales graves, notamment :

1. **Stress et anxiété** : Vivre avec une infestation de punaises de lit peut être extrêmement stressant. L'anxiété liée à la présence constante de ces parasites peut affecter la santé mentale.
2. **Isolement social** : La honte et la stigmatisation associées aux infestations de punaises de lit peuvent entraîner un

isolement social. Les personnes touchées sont parfois réticentes à inviter des amis ou de la famille chez elles.

3. **Problèmes relationnels :** Les infestations de punaises de lit peuvent créer des tensions dans les relations familiales et conjugales, car les gens sont souvent en désaccord sur la manière de gérer la situation.

Pourquoi il est essentiel de prendre des mesures dès le début :

La prise de conscience de ces risques pour la santé, psychologiques et sociaux souligne l'importance de réagir rapidement en cas d'infestation de punaises de lit. Plus vous attendez, plus l'infestation a de chances de s'aggraver, ce qui rendra son élimination plus difficile et coûteuse.

Agir dès les premiers signes d'infestation est essentiel pour minimiser les impacts sur votre santé, votre bien-être émotionnel et votre qualité de vie. Dans les chapitres suivants, nous explorerons les stratégies de prévention, de détection et d'élimination des punaises de lit pour vous aider à gérer efficacement ce problème envahissant.

Chapitre 3 : Prévention des Infestations

La meilleure façon de lutter contre les punaises de lit est de prévenir leur infestation. Dans ce chapitre, nous explorerons en profondeur les mesures que vous pouvez prendre pour éviter d'attirer ces parasites chez vous, que ce soit en ramenant des punaises de lit lors de vos déplacements ou en protégeant efficacement votre domicile.

Comment éviter de ramener des punaises de lit chez vous :

1. **Vérification minutieuse des hébergements** : Lorsque vous séjournez dans un hôtel, une auberge ou un autre type d'hébergement, inspectez attentivement le lit, le matelas, les fissures et les coutures pour détecter la présence de punaises de lit avant de vous installer.
2. **Utilisation de protections de lit** : Transportez avec vous des housses de matelas et d'oreillers étanches aux punaises de lit pour créer une barrière physique entre vous et les parasites.
3. **Éviter les meubles d'occasion suspects :** Soyez prudent lors de l'achat de meubles d'occasion. Les punaises de lit peuvent se cacher dans les meubles rembourrés, les matelas et les sommiers d'occasion.
4. **Inspecter les articles d'occasion :** Si vous achetez des vêtements, des sacs à dos, ou

d'autres objets d'occasion, inspectez-les soigneusement avant de les ramener chez vous.

Conseils pour prévenir les infestations lors de vos déplacements :

1. **Utilisation de sacs de voyage étanches :** Rangez vos vêtements et effets personnels dans des sacs de voyage étanches pour éviter que les punaises de lit ne s'y cachent.
2. **Laver et sécher à chaud :** À votre retour de voyage, lavez tous vos vêtements à haute température et séchez-les à chaud pendant au moins 30 minutes pour tuer d'éventuelles punaises de lit.
3. **Éviter de poser les bagages sur les lits :** Lors de vos déplacements, posez vos bagages sur des surfaces non propices aux punaises de lit, comme un support en métal ou une table.

Les précautions à prendre pour protéger votre domicile :

1. **Maintenir la propreté :** Un environnement propre et bien rangé offre moins de cachettes aux punaises de lit.
2. **Sceller les fissures et les crevasses :** Réparez toutes les fissures et les crevasses dans les murs, les planchers et les plafonds, car ce sont des endroits de prédilection pour les punaises de lit.
3. **Utilisation de housses de protection :** Installez des housses de matelas et d'oreillers spécialement conçues pour les punaises de lit pour protéger votre lit.
4. **Laver régulièrement la literie :** Lavez vos draps, vos taies d'oreiller et vos couvertures régulièrement à haute température.

En suivant ces conseils de prévention, vous pouvez réduire considérablement le risque d'infestation de punaises de lit chez vous et lors de vos déplacements. Une prévention efficace est la première ligne de défense contre ces parasites, et elle peut vous éviter bien des tracas à l'avenir. Dans les chapitres suivants, nous aborderons les méthodes de détection et d'élimination si malheureusement, vous êtes déjà confronté à une infestation.

Chapitre 4 : Détection et Identification

La détection précoce d'une infestation de punaises de lit est essentielle pour une élimination rapide et efficace. Dans ce chapitre, nous plongerons dans les détails des signes révélateurs, des pièges et des méthodes de détection, ainsi que des techniques pour identifier correctement les punaises de lit et les insectes similaires.

Les signes révélateurs d'une infestation de punaises de lit :

1. **Piqûres :** Les piqûres de punaises de lit sont l'un des signes les plus évidents. Elles ressemblent à de petites piqûres rouges, généralement groupées sur la peau, et provoquent des démangeaisons.
2. **Taches de sang et d'excréments :** Les punaises de lit se nourrissent de sang, et il peut y avoir des taches de sang sur les draps et les vêtements. Vous pouvez également repérer de petites taches noires (excréments) sur les surfaces où elles se cachent.
3. **Mues d'insectes :** Les nymphes de punaises de lit muent plusieurs fois avant de devenir adultes. Vous pouvez trouver des restes de mues dans les zones où elles se cachent.
4. **Odeur caractéristique :** Les punaises de lit émettent parfois une odeur désagréable,

souvent décrite comme une odeur sucrée ou de moisi. Cette odeur peut être plus forte dans les infestations graves.

Comment utiliser des pièges et des méthodes de détection :

1. **Pièges à punaises de lit :** Les pièges à punaises de lit sont disponibles dans le commerce et sont conçus pour attirer et capturer les punaises. Placez-les près des zones où vous suspectez une infestation.
2. **Inspecter les lieux de sommeil :** Examinez soigneusement votre matelas, votre sommier, vos draps et vos oreillers à la recherche de signes de punaises de lit.
3. **Lampes de poche et miroirs :** Utilisez une lampe de poche pour éclairer les zones sombres et un miroir pour inspecter les endroits difficiles d'accès, comme derrière les meubles et les tableaux.

Identifier correctement les punaises de lit et les insectes similaires :

1. **Caractéristiques des punaises de lit :** Les punaises de lit ont une forme ovale, une

couleur brunâtre, six pattes, des antennes courtes et des pièces buccales pointues. Elles mesurent généralement de 4 à 5 mm de longueur.

2. **Différencier des autres insectes :** Assurez-vous de ne pas confondre les punaises de lit avec d'autres insectes, comme les puces, les poux ou les coléoptères. Les caractéristiques physiques mentionnées précédemment peuvent vous aider à faire la distinction.

L'identification précise des punaises de lit est cruciale pour prendre des mesures appropriées en cas d'infestation. Si vous soupçonnez leur présence, il est important de réagir rapidement pour éviter que la situation ne s'aggrave. Dans les chapitres suivants, nous aborderons les méthodes de traitement et d'élimination des punaises de lit pour vous aider à résoudre ce problème.

Chapitre 5 : Traitement et Élimination

Lorsqu'une infestation de punaises de lit est confirmée, il est essentiel de choisir la meilleure approche pour l'éliminer efficacement. Dans ce chapitre, nous explorerons en détail les différentes méthodes de traitement, les avantages et les inconvénients de l'extermination professionnelle, ainsi que des conseils pratiques pour éliminer les punaises de lit de manière sécuritaire et efficace.

Les différentes méthodes de traitement des infestations :

1. **Traitement chimique :** Les insecticides spécifiques aux punaises de lit sont disponibles sous forme de pulvérisations, de poudres ou de bombes aérosols. Ils sont utilisés pour traiter les zones infestées et les cachettes potentielles des punaises de lit.
2. **Thermothérapie :** La thermothérapie consiste à chauffer la zone infestée à des températures élevées pour tuer les punaises de lit et leurs œufs. Cette méthode peut être réalisée de manière professionnelle.
3. **Aspiration :** L'aspiration régulière des zones infestées avec un aspirateur puissant équipé d'un filtre HEPA peut aider à réduire la population de punaises de lit.
4. **Pièges passifs :** Les pièges passifs sont des dispositifs conçus pour attirer les punaises de lit et les piéger. Ils peuvent être utilisés

pour surveiller l'infestation et réduire le nombre de punaises.

Les avantages et les inconvénients de l'extermination professionnelle :

Avantages :

- **Expertise :** Les professionnels de la lutte antiparasitaire ont l'expérience et la formation nécessaires pour identifier et traiter efficacement les infestations de punaises de lit.
- **Traitement rapide :** Les exterminateurs professionnels peuvent intervenir rapidement, ce qui est essentiel pour éviter que l'infestation ne s'aggrave.
- **Utilisation d'insecticides professionnels :** Les professionnels ont accès à des produits chimiques plus puissants qui peuvent être nécessaires pour les infestations graves.

Inconvénients :

- **Coût :** Les services professionnels peuvent être coûteux, en particulier pour les infestations graves.

- **Préparation** : Vous devrez souvent préparer votre domicile en déplaçant des meubles et en vidant certaines zones avant le traitement professionnel.
- **Retour à domicile retardé** : Vous devrez peut-être quitter temporairement votre domicile pendant le traitement, ce qui peut être inconfortable.

Conseils pour l'élimination des punaises de lit de manière sécuritaire et efficace :

- **Suivez les instructions** : Si vous utilisez des produits chimiques ou des traitements, suivez attentivement les instructions du fabricant.
- **Lavez et séchez à chaud** : Lavez tous les textiles à haute température et séchez-les à chaud pour éliminer les punaises de lit et leurs œufs.
- **Scellez les fissures** : Réparez toutes les fissures et les crevasses dans votre domicile pour éliminer les cachettes potentielles des punaises de lit.

Le choix entre une approche de bricolage et une extermination professionnelle dépendra de la gravité de l'infestation, de vos ressources financières et de votre niveau de confort à gérer le problème. Une élimination rapide et efficace est essentielle pour retrouver un environnement sans punaises de lit. Dans les chapitres suivants, nous aborderons la manière de vivre avec les punaises de lit en cas d'infestation grave et les étapes à suivre pour maintenir un domicile sans punaises de lit à long terme.

Chapitre 6 : Vivre avec les Punaises de Lit

Lorsque vous êtes confronté à une infestation grave de punaises de lit, il est crucial de savoir comment gérer la situation tout en préservant votre bien-être mental et physique. Dans ce chapitre, nous explorerons les étapes à suivre en cas d'infestation grave, comment minimiser les perturbations dans votre vie quotidienne, et le rôle crucial de la patience et de la persévérance.

Les étapes à suivre en cas d'infestation grave :

1. **Confirmer l'infestation :** Si vous soupçonnez une infestation, confirmez d'abord sa présence en recherchant des signes révélateurs, en utilisant des pièges ou en faisant appel à un professionnel de la lutte antiparasitaire pour une inspection.
2. **Consulter un professionnel :** Pour les infestations graves, il est généralement recommandé de faire appel à un exterminateur professionnel. Ils évalueront l'ampleur du problème et mettront en place un plan de traitement approprié.
3. **Préparation :** Avant le traitement, préparez votre domicile en déplaçant des meubles, en vidant certaines zones et en suivant les instructions de l'exterminateur.
4. **Suivre le plan de traitement :** Respectez le plan de traitement élaboré par l'exterminateur, qui peut inclure plusieurs

visites pour s'assurer que toutes les punaises de lit sont éliminées.

Comment minimiser les perturbations dans votre vie quotidienne :

1. **Organisation :** Rangez vos affaires dans des sacs étanches pour éviter que les punaises de lit ne s'y cachent pendant le traitement.
2. **Utilisation de housses de protection :** Installez des housses de matelas et d'oreillers pour réduire la présence des punaises de lit dans votre lit.
3. **Utilisez des sacs de lessive jetables :** Utilisez des sacs de lessive jetables pour éviter de propager les punaises de lit lors de la lessive.
4. **Séjour temporaire :** Si cela est possible, envisagez de rester temporairement ailleurs pendant le traitement pour minimiser votre exposition aux produits chimiques.

Le rôle de la patience et de la persévérance :

La lutte contre les punaises de lit peut être un processus long et parfois frustrant. Il est essentiel de comprendre que leur élimination totale peut prendre du temps. Soyez patient et persévérez en suivant les recommandations de l'exterminateur et en maintenant la vigilance.

La patience est particulièrement importante pendant la période de suivi après le traitement, car il est nécessaire de s'assurer que toutes les punaises de lit ont été éliminées. Continuez à inspecter votre domicile et à prendre des mesures de prévention pour éviter une réinfestation.

Même si vivre avec les punaises de lit peut être difficile, il est possible de surmonter cette épreuve avec la bonne approche et la persévérance. Dans les chapitres suivants, nous vous fournirons des ressources et des conseils pratiques pour maintenir une maison sans punaises de lit à long terme, afin que vous puissiez retrouver la tranquillité d'esprit.

Chapitre 7 : Ressources et Conseils Pratiques

Dans ce dernier chapitre, nous vous fournirons des ressources essentielles et des conseils pratiques pour gérer efficacement les punaises de lit, ainsi que des recommandations pour maintenir une maison sans punaises de lit à long terme.

Où trouver de l'aide professionnelle en cas d'infestation :

1. **Services de lutte antiparasitaire :** Vous pouvez contacter des entreprises spécialisées dans la lutte antiparasitaire qui proposent des services d'extermination professionnelle. Recherchez des entreprises réputées et demandez des recommandations si nécessaire.
2. **Agences de santé locales :** Certaines agences de santé locales peuvent fournir des informations sur la gestion des infestations de punaises de lit et vous orienter vers des professionnels de confiance.
3. **Associations de locataires :** Si vous êtes locataire, votre association de locataires locale peut vous offrir des conseils et des ressources pour faire face à une infestation de punaises de lit.

Liste de produits et de méthodes recommandées :

1. **Housses de matelas et d'oreillers :** Utilisez des housses de protection étanches aux punaises de lit pour empêcher les parasites de pénétrer dans votre literie.
2. **Aspirateur :** Un aspirateur puissant avec un filtre HEPA peut aider à éliminer les punaises de lit et leurs œufs.
3. **Produits chimiques :** Si vous choisissez d'utiliser des produits chimiques, assurez-vous de suivre les instructions du fabricant. Recherchez des produits spécialement conçus pour les punaises de lit.

Conseils pour maintenir une maison sans punaises de lit à long terme :

1. **Inspectez régulièrement :** Continuez à inspecter votre domicile régulièrement pour détecter tout signe d'infestation précoce.
2. **Voyagez prudemment :** Lors de vos voyages, suivez les conseils de prévention pour éviter de ramener des punaises de lit chez vous.
3. **Prudence avec les meubles d'occasion :** Soyez prudent lors de l'achat de meubles d'occasion et inspectez-les attentivement avant de les ramener chez vous.

4. **Maintenez la propreté** : Gardez votre domicile propre et bien rangé pour réduire les cachettes potentielles des punaises de lit.
5. **Soyez informé** : Restez informé des dernières méthodes de prévention et de traitement en consultant des sources fiables et en suivant les recommandations des professionnels de la lutte antiparasitaire.

En suivant ces ressources et conseils pratiques, vous serez mieux préparé à faire face aux punaises de lit et à maintenir un environnement sans infestation à long terme. N'oubliez pas que la prévention est la clé pour éviter de futurs problèmes, et la vigilance est essentielle pour maintenir une maison saine et paisible. Nous espérons que ce guide vous a été utile dans votre lutte contre les punaises de lit.

CONCLUSION

Dans ce livre, "Punaises de lit : Comprendre, Prévenir et Éliminer," nous avons exploré en détail le monde des punaises de lit, de leur description à leur élimination, en passant par les risques qu'elles représentent pour la santé, les problèmes psychologiques et sociaux qu'elles engendrent, et les méthodes de prévention.

Les punaises de lit peuvent être une source de préoccupation majeure, mais avec les connaissances appropriées et les bonnes stratégies, vous pouvez prendre le contrôle de la situation. Nous avons appris à reconnaître les signes d'infestation, à utiliser des méthodes de détection, à identifier correctement les punaises de lit et à comprendre les différentes approches de traitement.

Nous avons également abordé des aspects cruciaux tels que la nécessité d'agir rapidement en cas d'infestation, la manière de minimiser les perturbations dans votre vie quotidienne et l'importance de la patience et de la persévérance pour surmonter ces situations difficiles.

Enfin, nous avons fourni des ressources et des conseils pratiques pour trouver de l'aide professionnelle, des recommandations pour des produits et des méthodes efficaces, et des stratégies pour maintenir une maison sans punaises de lit à long terme.

Rappelez-vous que la prévention est la meilleure défense contre les punaises de lit. En restant vigilant et en appliquant les connaissances acquises dans ce livre, vous pouvez protéger votre domicile, votre santé et votre bien-être émotionnel contre ces envahisseurs indésirables.

Nous espérons que ce guide vous a été utile dans votre lutte contre les punaises de lit, et nous vous souhaitons beaucoup de succès dans votre quête pour vivre sans ces parasites indésirables.